CLINIQUE OBSTÉTRICALE

DE LIMOGES

Professeur Dr Louis BLEYNIE

Nᵒˢ 1 et 2

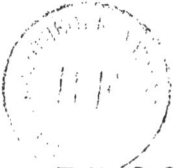

PROCIDENCE DU CORDON

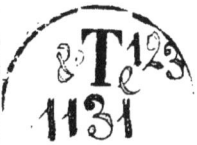

LIMOGES

DUCOURTIEUX ET GOUT

IMPRIMEURS

CLINIQUE OBSTÉTRICALE

DE LIMOGES

Professeur Dʳ Louis BLEYNIE

Nᵒˢ 1 et 2

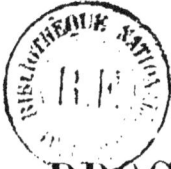

PROCIDENCE DU CORDON

LIMOGES

DUCOURTIEUX ET GOUT

IMPRIMEURS

Ces quelques leçons de clinique, dont je commence aujourd'hui la publication, ne seront pas mises en librairie ; elles sont destinées à ne pas sortir du petit cercle de mes élèves ; je souhaite qu'ils en tirent profit.

Je m'efforcerai, dans la mesure du possible, de leur enseigner l'obstétrique simple en leur apprenant à utiliser les ressources, souvent faibles, qu'ils auront à leur disposition.

Ce sera toujours, pour eux, un souvenir de leur passage à l'Ecole de Limoges.

LEÇON DU 11 DÉCEMBRE 1906

MESSIEURS,

A propos d'une femme qui est accouchée jeudi dernier dans le service et dont je vous rapporterai la très intéressante observation, je vais vous dire quelques mots d'un accident du travail très grave, mais heureusement peu fréquent; je veux parler de la procidence du cordon ombilical.

Bien que je me sois posé comme règle d'écarter de ces leçons tout ce qui n'a pas trait directement à la pratique, je me vois forcé de déroger un peu aujourd'hui à cette règle pour vous donner quelques explications préliminaires, qui vous permettront d'éviter des confusions qui pourraient naître dans votre esprit à la lecture de certains ouvrages d'obstétrique.

Le déplacement du cordon dont il est question peut se produire avant la rupture de la poche des eaux, il vient alors se coucher sur les membranes au-dessous de la présentation; pour les anciens c'était la présentation du cordon, dénomination justement abandonnée; pour certains accoucheurs de nos jours, c'est la procidence; pour d'autres, c'est le procubitus.

Le déplacement peut ne se produire ou n'être constaté qu'après la rupture de la poche des eaux et le cordon s'engage plus ou moins profondément dans le vagin, pour tous c'est la procidence; mais le cordon peut rester dans le vagin ou faire issue à travers la vulve, ce qui constituerait la procidence incomplète et complète, distinction absolument inutile, les signes, le pronostic et le traitement étant les mêmes.

Enfin, le cordon, sans faire à proprement parler procidence, peut se trouver pincé entre la présentation et les parties voisines, sans qu'on puisse l'atteindre facilement avec le doigt; c'est ce qu'on désigne tantôt sous le nom de procubitus, tantôt sous celui de latérocidence.

Ne vaudrait-il pas mieux admettre simplement la procidence avant et après la rupture de la poche des eaux et le simple pincement du cordon, en comprenant dans cette dernière catégorie le pincement qui se produit quelquefois lorsqu'il y a un circulaire peu serré.

Cet accident est rare (1 sur 250 accouchements à notre clinique) bien que les causes qui semblent le favoriser soient nombreuses. et fréquentes; je vous dirai dans un instant quelle est, à mon avis, la raison de cette rareté.

Les causes qui favorisent la procidence ont toutes pour effet de laisser un espace libre entre la présentation et les parties voisines, espace dans lequel le cordon peut venir s'engager; en un mot, il faut que l'accomodation ne soit pas parfaite; mais, à mon avis, il faut autre chose; il faut que le cordon soit au préalable mobilisé. Cet organe ne flotte pas à l'aventure dans le liquide amniotique, il est pelotonné au-devant de l'abdomen dans une sorte de loge que lui forment les membres du fœtus repliés sur son plan antérieur; pour descendre, il faut qu'il commence par abandonner cette loge.

Il faut donc deux conditions réunies pour que le cordon descende au-devant ou sur le côté de la présentation, mobili-

sation et porte ouverte, c'est probablement pour cette raison
que cet accident n'est pas plus fréquent.

Passons rapidement en revue les causes de la porte ouverte.

1° Les présentations autres que celles du sommet et qui
n'offrent pas une surface régulière sur laquelle puisse se
mouler le segment inférieur de l'utérus, ou, si vous voulez,
l'anneau de Bandl, d'où la plus grande fréquence dans les
présentations du plan latéral ;

2° La multiparité qui fait sentir ses effets de deux façons,
en facilitant les présentations autres que celles du sommet et
en permettant au cordon de s'insinuer entre la présentation
et la paroi utérine que son manque de tonicité empêche de
s'appliquer exactement;

3° L'hydramnios peut aussi faciliter la procidence, en
empêchant l'adaptation de la présentation, il en est de même
des obliquités utérines, des viciations du détroit supérieur;

4° Les insertions basses du placenta qui font que l'insertion
placentaire du cordon est rapprochée de l'orifice utérin;

5° La procidence d'un membre gêne aussi l'accomodation,
et laisse sur chacun de ses côtés un canal perméable, et de
plus ouvre un côté de la loge abdominale, c'est donc une des
causes les plus efficaces de procidence.

La longueur exagérée du cordon n'est pas à elle seule une
cause de l'accident, mais si elle coïncide avec un des états
que je viens de vous signaler, sa longueur et son poids faci-
literont singulièrement sa mobilisation et sa descente.

Si je vous ai énuméré, peut-être un peu longuement, toutes
ces causes de procidence, ce n'est pas qu'il soit en votre
pouvoir de les supprimer, mais vous pourrez et vous devrez
toujours, lorsque vous aurez constaté l'existence d'une de
ces causes, surveiller de près votre malade pour, le cas
échéant, intervenir sans retard. C'est en vue de la possibilité
de cet accident que je vous recommande de toujours prati-

quer le toucher immédiatement après la rupture de la poche des eaux. C'est le toucher le plus indispensable quand le travail semble marcher régulièrement.

Quand le cordon descend dans le vagin, surtout lorsqu'il émerge de la vulve, le diagnostic s'impose. Mais avant la rupture des membranes, ce diagnostic est parfois plus diffi- cile, souvent en effet, dans ce cas, la présence du cordon ne se révèle au toucher que par la sensation d'un petit cylindre, quelques fois double, plus ou moins mobile dans le liquide amniotique, cylindre dans lequel on sent à travers les mem- branes des pulsations rapides comme celles du fœtus.

Dans les présentations du sommet, quand le doigt explo- rateur peut fixer le cordon contre la tête, les sensations sont assez nettes, mais quand la présentation est élevée, ce qui arrive souvent, et que les membranes restent tendues pen- dant l'intervalle des contractions, les sensations fournies par le toucher deviennent plus vagues, le cordon fuit et ce n'est qu'en promenant la pulpe du doigt à la surface de la poche des eaux qu'on arrive à sentir la tige funiculaire, peut-être plutôt par son poids que par sa forme, mais on peut encore sentir les pulsations.

Ainsi donc, cylindre ou corps flottant dans lequel on sent des battements, procidence du cordon. Mais, Messieurs, ne vous contentez pas d'un seul de ces signes ; le corps flottant peut être un petit membre du fœtus, les pulsations peuvent se produire dans l'épaisseur des membranes, quand il y a insertion vélamenteuse du cordon.

Une recommandation importante ; ne faites vos explorations que dans l'intervalle des contractions, ménagez la poche des eaux ; la rompre serait une faute. .

Le simple pincement échappe le plus ordinairement à l'exploration digitale ; vous le soupçonnerez, lorsque pendant la période d'expulsion, se montreront les signes de la souffrance du fœtus, et si vous terminez l'accouchement par le forceps, ou si le travail se termine spontanément, vous verrez que le cordon sort en même temps que la tête, au moins avant les épaules, ou bien encore vous trouverez un circulaire peu serré, ce manque de constriction avait permis à l'anse du cordon de descendre et de s'engager entre la tête et les parties voisines.

Il y a peu de jours, un fait en tout semblable s'est produit dans le service.

Le traitement préventif se réduit à quelques précautions. Si vous avez constaté l'existence d'une des causes de procidence que je vous ai signalées il y a quelques instants, vous maintiendrez votre malade au lit pendant toute la période de dilatation pour que le flot du liquide n'entraîne pas le cordon au moment de la rupture de la poche des eaux.

Quand vous aurez à faire la rupture artificielle des membranes, faites-là autant que possible entre deux contractions, surtout lorsqu'il y aura hydramnios.

Mais, il y a présentation du sommet, les membranes sont intactes, la dilatation est peu avancée, vous avez constaté la présence du cordon dans la poche des eaux, que devez-vous faire ?

Si le fœtus ne souffre pas, ce qui est à peu près la règle dans ces conditions, devez-vous rester dans l'expectation, comme certains le conseillent, tel n'est pas mon avis. Cette passivité n'offre aucun avantage et maintes fois, au moment de la rupture de la poche des eaux, vous verriez se produire la procidence vaginale avec tous ses dangers et ses difficultés de réduction. Devrez-vous intervenir directement ? pas davantage. Mais vous devrez commencer à essayer le procédé que j'appellerai d'extrême douceur ; vous placerez la malade dans la position génu-pectorale ou dans la position de Trendelemburg pour mettre le fond de l'utérus dans une position déclive ;

le cordon ayant une densité plus grande que le liquide amniotique aura de la tendance à gagner le fond de l'organe et la
procidence pourra se réduire d'elle-même; il suffirait de
laisser la malade dans cette position pendant dix ou quinze
minutes. Ce procédé aurait réussi un certain nombre de fois,
vous pourrez toujours l'essayer.

Si, après cet essai, vous constatez la disparition du cordon
du champ de l'orifice, devez-vous faire immédiatement la
rupture de la poche des eaux pour fixer le cordon? Je ne
vous le conseille pas, parce que vous ne pouvez pas avoir la
certitude absolue que la réduction est complète. Je fais
cependant une exception, c'est lorsqu'il y a hydramnios,
parce que dans ces cas le cordon descend plus facilement, il
rencontre moins d'obstacles. De plus, la rupture prématurée
des membranes est presque toujours indiquée dans l'hydramnios, et vous profiterez de la position pour faire cette rupture,
ce qui vous permettra de modérer plus facilement l'écoule-
ment du liquide amniotique.

Mais la position inclinée n'a pas donné de résultat et l'enfant ne souffre toujours pas; vous vous tiendrez dans une
expectation attentive pour intervenir immédiatement en cas
de rupture précoce de la poche des eaux et vous n'intervien-
drez qu'à dilatation de paume de main, c'est-à-dire à un
moment où il vous sera facile de terminer rapidement l'accouchement si besoin est.

La réduction du cordon avant la rupture des membranes
est une manœuvre délicate et souvent difficile; voici com-
ment je vous conseille de vous y prendre : si la présentation
est élevée, vous introduisez la main tout entière dans le
vagin; vous refoulez le cordon du côté où s'est faite la
procidence; vous le soulevez, en introduisant vos doigts
entre la paroi utérine et l'œuf, pour le porter au-dessus de
l'anneau de contraction. Cette manœuvre doit être faite len-

tement et dans l'intervalle des contractions. Si sur votre route vous rencontrez le placenta, vous le contournerez. Le cordon devant être repoussé très haut, vous serez quelquefois obligé d'introduire la main toute entière dans l'utérus, car il faut vous rappeler que l'anneau de Bandl est à dix centimètres de l'orifice. Quand vous aurez eu la sensation d'avoir bien réduit la procidence, vous retirerez lentement votre main, mais pendant la contraction, de façon que l'utérus vienne bien s'appliquer sur la présentation, au-dessus de vos doigts, pour empêcher la procidence de se reproduire ; vous romprez alors la poche des eaux ; l'enfant ne souffrant pas, vous laisserez marcher le travail ; dans le cas contraire, vous ferez la version, s'il en est encore temps, ou vous appliquerez le forceps que vous aurez eu soin de préparer à l'avance.

Mais l'enfant souffre, la poche des eaux est intacte et la dilatation n'est pas suffisante pour terminer l'accouchement.

Heureusement, Messieurs, le cas est rare, mais il est grave ; la vie de l'enfant est fortement menacée, et, si vous n'agissez pas rapidement, elle sera vite plus que compromise ; aussi il ne faut ni temporiser ni hésiter. Vous pourrez faire une tentative de version par manœuvres externes ; en mobilisant la tête, vous libérerez le cordon, et, en évoluant, le fœtus l'entraînera avec lui. Malheureusement, pendant le travail, cette manœuvre est toujours difficile et souvent impossible ; aussi n'insistez pas trop, le temps presse. Essayez la réduction manuelle, comme je vous l'ai indiqué il y a un instant, mais vous ne pourrez utiliser qu'un ou deux doigts ; de plus, le cordon étant pincé se laissera difficilement refouler, en sorte que la manœuvre sera plus difficile que dans le cas précédent. Si vous ne réussissez pas, faites la dilatation par le procédé de Bonnaire et terminez par un forceps. Heureusement que vous aurez le plus souvent affaire à une multipare et que, dans ces cas, la dilatation par le procédé de Bonnaire est assez rapide. Mais, Messieurs, ne vous faites pas d'illusion ; vous aurez souvent des insuccès, mais faites le nécessaire pour ne pas en avoir, et pénétrez-vous de la maxime : « Fais ce que dois, arrive que pourra. »

LEÇON DU 18 DÉCEMBRE 1906

MESSIEURS,

Dans un précédent entretien, je vous ai esquissé à grands traits le tableau de la procidence du cordon et je vous ai dit ce que vous auriez à faire avant la rupture de la poche des eaux. Aujourd'hui, je vais vous rapporter l'histoire obstétricale de notre malade du numéro 1 ; comme vous allez le voir, c'est une histoire fertile en enseignements et qui vous en apprendra plus que toutes les descriptions.

Première observation

Notre malade est entrée à la salle de travail, venant du dehors, le 7 décembre, à sept heures du matin; elle est à terme. Je laisse à dessein ses antécédents obstétricaux pour vous en parler dans un instant. Cette femme nous dit que le travail a débuté la veille, à sept heures du matin. A son arrivée, la sage-femme en chef trouve une présentation du sommet en G T, tête mobile au-dessus du détroit supérieur, une dilatation comme d'un franc et, dans la petite poche des eaux, un corps flottant présentant des battements ; les bruits du cœur du fœtus sont absolument normaux ; c'est une procidence du cordon non comprimé.

On place la malade pendant un quart d'heure dans la position génu-pectoral, puis pendant un temps égal dans la position de Trendelemburg, mais sans résultat. Jusqu'au moment de l'intervention, on surveille attentivement les bruits du cœur fœtal.

A dilatation de petite paume de main, bien que l'enfant ne souffre pas, Mlle Etienne fait la réduction manuelle. En introduisant la main dans le vagin, elle trouve une poche des eaux très volumineuse et flasque, dans l'intervalle des contractions, et pour ainsi dire remplie par le cordon. Elle repousse la masse du cordon vers le côté droit, le refoule à travers les membranes en le portant aussi haut que possible avec la main, introduite toute entière dans la cavité utérine. Chemin faisant, elle rencontre le placenta qu'elle est obligée de contourner, tout ceci dans l'intervalle des contractions. Ayant conscience d'avoir bien réduit la procidence, elle retire alors sa main petit à petit pendant une contraction, jusque dans le vagin, puis pratique la déchirure des membranes avec une pince à forci-pressure et laisse ses doigts dans l'orifice pour s'assurer que la procidence ne se reproduit pas et pour empêcher la sortie trop rapide du liquide amniotique. Immédiatement après la rupture des membranes, la tête s'applique au détroit supérieur, et, en trois ou quatre contractions énergiques, la tête est expulsée. J'ai omis de vous dire qu'on avait préparé le forceps pour intervenir rapidement en cas de besoin.

L'enfant, venu en état de mort apparente, est vite ranimé ; il pesait 3.290 grammes, avait un BiP. de 9 1/2 et un cordon de 55 centimètres. Le lendemain de sa naissance, il a eu un peu de cyanose qu'un court séjour dans une couveuse a vite fait disparaître.

Voilà, Messieurs, une manœuvre on ne peut mieux conduite; je n'ai que quelques mots à ajouter pour mettre en vedette les points les plus saillants.

Quand on a constaté la procidence à dilatation d'un franc, l'enfant ne souffrant pas, y avait-il lieu d'intervenir directement? Evidemment, non; la manœuvre eût été très difficile, sinon impossible. Si elle avait réussie, la procidence se serait à coup sûr reproduite et on s'exposait à rompre les membranes à un moment où on n'aurait pu que difficilement et peu rapidement terminer l'accouchement; c'était bien le cas d'essayer les positions inclinées.

La malade a été suivie attentivement; l'auscultation a été pratiquée souvent et on n'est intervenu qu'au moment où l'accouchement pouvait se terminer rapidement et où on pouvait sans inconvénients faire la rupture de la poche des eaux, et, malgré cela, l'enfant est venu en état de mort apparente; c'est que, probablement, l'anneau de contraction n'avait pas bien fonctionné, et que, pendant la période d'expulsion, le cordon s'était fait un peu pincer. C'est une supposition, car à aucun moment les bruits du cœur fœtal, qu'on avait soigneusement ausculté entre les contractions, n'ont été modifiés.

Voyons maintenant, Messieurs, les antécédents obstétricaux de cette malade; ils sont encore plus intéressants.

Cette femme a fait son premier accouchement dans le service le 25 mars 1895; elle avait vingt-deux ans. Voici le résumé de sa feuille : « Accouchement naturel. Durée du travail, huit heures. Enfant de 2.620 grammes. Inertie, hémorragie; délivrance artificielle. »

Deuxième accouchement. — Cette malade entre à la clinique le 22 mars 1905, elle a fait 12 kilomètres en voiture pour venir à Limoges.

Dernières règles du 14 au 20 juillet, vomissements et syncopes à la fin de juillet.

Le travail débute, chez elle, le 21 mars à six heures du soir, la poche des eaux se rompt le 22 mars à deux heures du matin ; au dire de la malade il est sorti à ce moment une grande quantité de liquide.

La sage-femme qui l'assistait, voyant qu'il y a quelque chose d'anormal, conseille à la malade de se faire transporter à Limoges sans lui en donner la raison.

Au moment de son entrée à la clinique, on constate une présentation du sommet avec procidence du bras droit et du cordon qui sort de la vulve d'une longueur de 12 à 15 centimètres ; les pulsations de la tige funiculaire ont cessé, l'auscultation est négative.

Dilatation comme cinq francs, sommet mobile au détroit supérieur en O. I. G. T.

Le bras a fait procidence derrière l'éminence iléo-pectinée droite, le cordon est sur la ligne médiane.

La maîtresse sage-femme réduit la procidence du bras ; l'enfant étant mort, elle ne tente pas la réduction du cordon qu'elle fait envelopper d'une compresse stérilisée.

Dans la journée, la dilatation s'achève lentement, la tête s'engage faiblement.

J'examine la malade vers trois heures de l'après-midi, je trouve la tête amorcée, elle est toujours en transversale, la flexion n'est pas complète ; la fontanelle occipitale se trouve au centre de la moitié gauche de l'excavation, la suture sagitale assez éloignée du pubis correspond à peu près au diamètre transverse ; la tête semble vouloir s'engager en synclitisme; le cordon est fortement comprimé entre la tête et le pubis.

A six heures trente du soir, la tête ne progressant pas, le col étant dilatable, on applique le forceps. Délivrance par extraction simple, lavage de la cavité utérine avec huit litres de solution au permanganate de potasse à 0,50 °/₀.

Placenta de 700 grammes, longueur du cordon 0ᵐ95 inséré en raquette.

Garçon du poids de 4,070 grammes et d'une longueur de 0ᵐ53.

On n'a pas pu mesurer d'une façon exacte les diamètres de la tête, recouverte qu'elle était d'une énorme bosse séro-sanguine.

Pendant les suites de couche il y a eu de l'endométrite, qui a rapidement cédé aux injections au permanganate et à l'eau oxigénée.

La sage-femme qui a vu cette malade chez elle m'a écrit depuis qu'il y avait bien de l'hydramnios et qu'elle même avait constaté les deux procidences avant la rupture des membranes. Mettons un gros point d'interrogation à cette dernière assertion.

Vous pouvez voir, Messieurs, que cette observation nous offre plusieurs particularités intéressantes.

Reprenons-les une à une et tâchons de les expliquer en utilisant ce qui s'est passé à chacun de ces trois accouchements.

Le défaut d'engagement de la tête dans les deux derniers tient à ce que cette femme a un léger rétrécissement du détroit supérieur; on atteint en effet le promontoire, mais péniblement; le premier enfant avait passé, même assez facilement pour un premier, parce qu'il ne pesait que 2.620 grammes, tandis que les deux autres pesaient respectivement 4.070 grammes et 3.790 grammes, ce qui, en

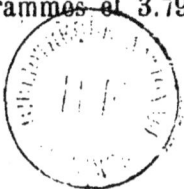

passant, vous montre qu'un premier accouchement, qui s'est bien passé, n'implique pas une eutaxie parfaite pour les suivants.

La procidence du cordon s'explique facilement pour le second accouchement ; nous avions pour ainsi dire toutes les causes réunies : hydramnios, procidence d'un bras, léger rétrécissement du bassin, insertion basse du placenta, longueur exagérée du cordon et probablement atonie de l'utérus ; c'est-à-dire que si la procidence du cordon ne s'était pas produite, nous pourrions nous en étonner.

La procidence ne se fait pas d'emblée derrière la symphise du pubis ; il est très probable que le cordon s'était insinué le long du bras et qu'il avait été chassé sur la ligne médiane, entre la tête et le pubis, par les cahots de la voiture ; ce déplacement avait causé la mort du fœtus ; tout le temps qu'il était resté le long du bras il n'avait pu être comprimé, car si la procidence d'un bras peut être cause de procidence du cordon, c'est aussi un accident heureux, car il en empêche la compression.

Si vous vous étiez trouvés à la place de la sage-femme, qui la première a donné ses soins à la malade, qu'auriez-vous fait ?

Vous vous seriez abstenus, au début, d'intervention directe, car il est très probable que le cordon n'était pas comprimé, jusqu'à ce que le col soit suffisamment dilaté pour terminer l'accouchement ; vous auriez placé la malade dans une position inclinée et, si vous n'aviez pas réussi, à dilatation suffisante, vous seriez intervenus. A ce moment, comme la tête était mobile, vous auriez fait une version par manœuvres internes qui aurait réduit les deux procidences, et c'est ce que nous aurions fait, dès l'arrivée de cette malade à la clinique, si l'enfant se fut trouvé vivant.

Au dernier accouchement, nous ne pouvons relever comme

causes de procidence que le léger rétrécissement et la multiparité. La multiparité est cause d'un défaut de tonicité de l'utérus
qui fait que l'anneau de Bandl, qui, comme vous le savez, n'est
qu'un anneau physiologique, ne peut se constituer et empêcher le passage de la tige funiculaire.

Voici, Messieurs, un second cas, dans lequel la procidence
du cordon s'est produite après la rupture précoce de la poche
des eaux, procidence qu'on a pu réduire au grand profit de
l'enfant ; comme causes de l'accident nous relèverons la multiparité, l'insertion basse du placenta, l'insertion marginale
et la longueur un peu exagérée du cordon.

Deuxième observation

Le 7 février dernier entrait au dortoir une femme âgée de
vingt-deux ans ; elle était à sa seconde grossesse ; à la première, rien d'anormal ; dernières règles du 10 au 15 mai ;
l'enfant se présentait par le sommet en gauche transversale,
tête non amorcée ; hauteur de l'utérus, 33 centimètres.

Début du travail à onze heures du soir, le 23 ; entrée à la
salle de travail le 24, à trois heures du matin, la poche des
eaux vient de se rompre et il s'est écoulé une certaine quantité de liquide amniotique verdâtre ; bruits du cœur normaux,
dilatation comme une pièce de deux francs ; après avoir
donné à cette malade les soins antiseptiques d'usage, l'élève,
en pratiquant le toucher, trouve le cordon dans le vagin ;
Mlle Etienne prévenue immédiatement, fait la réduction manuelle du cordon, qui se trouvait dans la partie droite de
l'excavation. Il est trois heures trente ; la tête était amorcée
en G. A. ; la dilatation était d'un peu plus d'une pièce de
cinq francs.

Avant la réduction, les bruits du cœur fœtal étaient à 160,

immédiatement après à 120, cinq minutes plus tard à 145. L'accouchement s'est terminé sans autre incident.

L'enfant, une fille, arrive étonnée; poids, 3.200 grammes; diamètre, BiP. 0,95. Placenta discoïde du poids de 520 grammes. Mensuration des membranes, 30/5; insertion marginale du cordon qui mesure 75 centimètres.

Je souhaite, Messieurs, que vous tiriez profit de ces deux leçons; mais vous remarquerez que je n'ai eu en vue que la procidence dans les présentations du sommet; dans les présentations de la face, la conduite à tenir est absolument la même; dans les autres présentations, le manuel opératoire diffère un peu. Il est probable que nous aurons occasion d'en parler d'ici la fin de l'année.

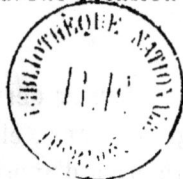

www.ingramcontent.com/pod-product-compliance
Lightning Source LLC
Chambersburg PA
CBHW050427210326
41520CB00019B/5821